Desarrollar la musculatura en la tercera edad

Ejercicios de entrenamiento de fuerza para hombres y mujeres mayores de 60 años

© Copyright 2023

Todos los derechos reservados. Ninguna parte de este libro puede ser reproducida de ninguna forma sin el permiso escrito del autor. Los revisores pueden citar breves pasajes en las reseñas.

Descargo de responsabilidad: Ninguna parte de esta publicación puede ser reproducida o transmitida de ninguna forma o por ningún medio, mecánico o electrónico, incluyendo fotocopias o grabaciones, o por ningún sistema de almacenamiento y recuperación de información, o transmitida por correo electrónico sin permiso escrito del editor.

Si bien se ha hecho todo lo posible por verificar la información proporcionada en esta publicación, ni el autor ni el editor asumen responsabilidad alguna por los errores, omisiones o interpretaciones contrarias al tema aquí tratado.

Este libro es solo para fines de entretenimiento. Las opiniones expresadas son únicamente las del autor y no deben tomarse como instrucciones u órdenes de expertos. El lector es responsable de sus propias acciones.

La adhesión a todas las leyes y regulaciones aplicables, incluyendo las leyes internacionales, federales, estatales y locales que rigen la concesión de licencias profesionales, las prácticas comerciales, la publicidad y todos los demás aspectos de la realización de negocios en los EE. UU., Canadá, Reino Unido o cualquier otra jurisdicción es responsabilidad exclusiva del comprador o del lector.

Ni el autor ni el editor asumen responsabilidad alguna en nombre del comprador o lector de estos materiales. Cualquier desaire percibido de cualquier individuo u organización es puramente involuntario.

Índice de contenidos

INTRODUCCIÓN 1
CAPÍTULO 1: HAGA SU DIETA CORRECTAMENTE 3
CAPÍTULO 2: ENTRENAMIENTO DE LA PARTE SUPERIOR DEL CUERPO PARA PERSONAS DE LA TERCERA EDAD 23
CAPÍTULO 3: DÍAS DE DESCANSO Y AUTOCUIDADO 43

Introducción

A medida que envejece, su cuerpo se debilita y sus músculos se hacen más pequeños. Estos cambios comienzan en la treintena y se aceleran a medida que envejece. Es una parte inevitable del envejecimiento y de la falta de ejercicio. Es muy fácil no hacer nada en estos tiempos, y si es demasiado perezoso para hacer ejercicio, se debilitará más rápido de lo que envejece. Es así de sencillo. Sin embargo, cuando se dedica al ejercicio activo en cualquier forma y lo hace correctamente, envejecerá más fuerte y sano. Así es, los hombres y mujeres de más de 60 años pueden mantener su fuerza y volverse más fuertes que su versión más joven. Con una mayor fuerza y una buena salud llega la capacidad de hacer cosas sin esfuerzo y de aprovechar más la vida cada día.

Además, el ejercicio constante le ayudará a desarrollar los músculos, mejorar la forma física, fortalecer los huesos, reducir las complicaciones de salud, ganar confianza en sí mismo, perder grasa y tener un aspecto impresionante. El ejercicio de entrenamiento de fuerza debería ser una de las actividades más importantes de su día, especialmente si tiene 60 años o más y quiere tener algunos músculos adicionales.

Comenzar con los ejercicios de entrenamiento de fuerza puede ser un reto, especialmente si es nuevo en el ejercicio y la construcción de músculos. Es difícil saber cómo y por dónde empezar, y pueden surgir muchas preguntas. Por eso hemos ideado este libro para ofrecerle una visión completa de cómo desarrollar los músculos si es usted una persona mayor.

Este libro incluye ejercicios de sin peso y con peso para los grupos musculares de la parte superior e inferior del cuerpo. Es fácil de entender, ideal para los principiantes, y contiene instrucciones prácticas. También incluye dietas y recetas complementarias para el desarrollo muscular que le ayudarán a acelerar el proceso de desarrollo muscular. Este libro es un regalo perfecto para las personas mayores que deseen desarrollar su musculatura o mantenerse sanas. También es un gran recurso para cualquier persona que busque ampliar sus conocimientos sobre la mejor manera de que los adultos mayores construyan músculo y se ejerciten eficazmente.

Aunque hay muchas variables, debe tenerlas en cuenta y ponerlas en práctica para asegurarse de que no está perdiendo el tiempo y obteniendo los resultados deseados. También es importante que sea más consciente de su cuerpo para evitar lesiones. Algunos de los ejemplos de ejercicios de este libro pueden ser arriesgados si no se ejecutan correctamente. Siguiendo las instrucciones y siendo coherente con los pasos de este libro, pronto empezará a hacer crecer los músculos y dejará a todo el mundo perplejo sobre cómo pudo hacer semejante proeza a los 60 años. Así que, sin más preámbulos, ¡vamos a ponernos más fuertes!

Capítulo 1: Haga su dieta correctamente

Se suele decir que la dieta es más importante que el ejercicio cuando se trata de construir músculo, y por eso es tan importante *hacerlo bien*. La construcción de músculo requiere un trabajo duro en el gimnasio y fuera de él. La construcción de músculo es un proceso que requiere una combinación de ejercicios de entrenamiento de fuerza junto con una dieta sana y equilibrada. Comer varios alimentos densos en nutrientes con la mezcla correcta de proteínas, carbohidratos y grasas saludables es necesario para lograr el resultado deseado. Algunas personas suelen confundir la restricción de la ingesta de calorías con el aumento de sus probabilidades de hacer crecer los músculos más rápidamente.

Esa es una mala elección porque su cuerpo a menudo recurrirá a su músculo como combustible cuando sus calorías sean bajas, lo que disminuye sus probabilidades de hacer crecer el músculo en lugar de aumentarlo. Entonces, suponga que desea hacer crecer el músculo. En ese caso, debe comer suficientes proteínas, carbohidratos, grasas y otros nutrientes esenciales necesarios para mantener su crecimiento muscular. Debe adaptar su plan de entrenamiento y su dieta para satisfacer sus necesidades.

Las proteínas pueden ayudar especialmente en el proceso. La cantidad de proteínas, carbohidratos y nutrientes que necesite dependerá de su genética, estilo de vida y objetivos de fitness, pero algunos alimentos son siempre grandes opciones a tener en cuenta a la hora de construir músculo. Mantenga una dieta equilibrada de proteínas, carbohidratos y grasas con un entrenamiento de fuerza constante, y observe cómo su composición corporal responde a los cambios.

Carnes magras

Los productos animales como la carne magra, el pollo y el pavo suelen ser una gran fuente de proteínas. Son carnes bajas en grasa repletas de aminoácidos y favorecen el crecimiento y la recuperación muscular.

Huevos

Los huevos son ricos en proteínas y contienen nueve aminoácidos esenciales. Un solo huevo contiene más de 6 g de proteínas. Además, los huevos también contienen vitaminas D y B2.

Productos lácteos

Los productos lácteos como la leche, el yogur y el queso son ricos en proteínas. Requieren una preparación mínima y contienen hasta 20g de proteínas que pueden alimentar su desarrollo muscular. Además, los productos lácteos son ricos en calcio, que es esencial para el desarrollo óseo y muscular.

Pescado

Pescados como el atún y el salmón son ricos en ácidos grasos omega-3 y tienen un alto contenido en proteínas. Los nutrientes del pescado son una parte esencial de una dieta sana y equilibrada para el desarrollo muscular.

Cereales integrales

Los cereales integrales, como el arroz y el pan integrales, son grandes fuentes de fibra y carbohidratos que son esenciales para mantener un nivel máximo de energía para el ejercicio. De los carbohidratos, su cuerpo obtendrá hormonas (como la insulina) y algunos aminoácidos que influyen en el crecimiento muscula.

Frijoles y lentejas

Los frijoles y las lentejas son un ejemplo de proteína vegetal. Tienen un alto contenido en proteínas y pueden servir como sustitutos de la carne en muchos platos. Otras fuentes de proteínas veganas son el tofu, los frutos secos y las semillas.

Proteína de suero

Las proteínas de suero son una fuente de proteínas rápida, eficaz y cómoda. El suero de leche en polvo puede añadirse a los batidos, a los licuados y a la avena. Algunos productos listos para consumir, como los yogures y las barritas, también contienen productos de suero de leche.

Agua

El ejercicio y las dietas saludables pueden ayudar a construir músculo, en particular si se tiene una dieta bastante alta en proteínas. Sin embargo, muchas personas, incluidos algunos expertos en salud, suelen subestimar el papel del agua en el desarrollo muscular, y esta lista de dietas no estaría completa si no incluyera el agua. El agua es extremadamente importante para el desarrollo muscular, así que asegúrese de vigilar su consumo. Beba agua antes, durante y después de las sesiones de entrenamiento para ayudar a transportar los nutrientes que consume alrededor de sus músculos.

Proteínas e hidratos de carbono

La proteína es la base de la construcción muscular, y este nutriente esencial es importante para las funciones normales del cuerpo. Las proteínas ayudan a mantener el equilibrio de los fluidos, a sintetizar enzimas y hormonas, y a regular funciones como la coagulación de la sangre, la formación de cicatrices y la creación de anticuerpos contra las infecciones. La proteína es también un bloque de construcción para nuestros huesos, músculos, cartílagos, cabello, sangre y piel. Aunque hay muchos conceptos erróneos en torno a lo que se debe o no se debe consumir, los nutricionistas recomiendan una acumulación equilibrada de proteínas con el resto de su nutrición a partir de frutas, verduras, cereales integrales y carbohidratos complejos.

Los carbohidratos son la fuente de combustible del cuerpo, y son el componente básico que le ayuda a ganar energía y a prevenir la debilidad y la degradación muscular. La falta de suficientes carbohidratos en su dieta puede agotar sus reservas de glucógeno, haciendo que su cuerpo descomponga las proteínas como combustible. El consumo insuficiente de carbohidratos también puede causar un entrenamiento menos eficiente debido a la disminución de los niveles de energía y a la reducción de las ganancias musculares. Un consumo excesivo de carbohidratos inadecuado también produciría un resultado no deseado: el aumento de peso.

Hay dos tipos de carbohidratos: los simples y los complejos. Los carbohidratos simples se digieren fácilmente y sirven como fuente de energía rápida; sin embargo, suelen carecer de fibra y otros micronutrientes esenciales. Por esta razón, lo mejor es mantener su consumo al mínimo. En cambio, los carbohidratos complejos tardan más en descomponerse debido a la presencia de fibra, almidón y otros nutrientes. Los carbohidratos complejos no siempre están disponibles para obtener energía inmediata como los carbohidratos simples, pero son una gran fuente de energía constante y sostenible. Proporcionan una liberación constante de glucosa, y la fibra ayuda a mantenerle saciado y con energía durante todo el día. Debido a las propiedades de liberación lenta de los carbohidratos complejos y a su sostenibilidad, es importante convertirlos en el mayor componente de su ingesta energética si quiere desarrollar sus músculos.

Los carbohidratos simples y saludables, como las frutas y las verduras de hoja verde, también podrían beneficiar en gran medida su entrenamiento y su salud. Dé prioridad a los siguientes carbohidratos saludables en su dieta para ayudar a maximizar sus sesiones de entrenamiento y lograr el resultado deseado.

Bananas

Las bananas están formadas por una estructura compleja de agua, grasa, proteínas, fibra, almidón y azúcar simple. Son carbohidratos simples y se digieren fácilmente. Técnicamente, las bananas están clasificadas como *almidón resistente*, al igual que la fibra dietética, y tienen muchos beneficios para la salud digestiva. Las bananas son ricas en potasio y otras vitaminas y otros micro=minerales esenciales que son importantes para su desarrollo y recuperación muscular. Estas cualidades hacen que las bananas sean uno de los mejores carbohidratos simples para agregar a su dieta.

Una banana de tamaño medio está cargada con unos 3 gramos de fibra, 27 gramos de carbohidratos y 14 gramos de azúcar natural. Una de las formas más efectivas de maximizar el potencial de las bananas es comerlas una hora o más antes de su entrenamiento. Al ser un carbohidrato simple y fácilmente digerible, le dará un impulso de energía. Después de un entrenamiento de alta intensidad, también puede añadir bananas a su batido de proteína de suero para ayudar a reponer sus reservas de glucógeno.

Arroz integral

El arroz integral es un carbohidrato complejo rico en fibra y otros nutrientes que favorecen una baja liberación de insulina para una energía sostenible y más duradera. Aunque el arroz blanco y el arroz integral comparten un recuento similar de 45 gramos por taza de carbohidratos, son muy diferentes en cuanto a los nutrientes que ofrecen. El arroz blanco es un carbohidrato simple que ha sido muy procesado y despojado de la mayoría de sus nutrientes, lo que puede disparar el nivel de azúcar en sangre. El arroz integral es un gran carbohidrato complejo para cualquier persona que se dedique al entrenamiento de fuerza.

Una de las formas más efectivas de maximizar los nutrientes del arroz integral es mantenerlo simple y consumirlo en el almuerzo junto a su elección de verduras de alto contenido proteico y verde. ¿Por qué en el almuerzo? Porque el metabolismo del cuerpo funciona mejor durante el día, por lo que es el mejor momento para consumir carbohidratos complejos. Además, si hace ejercicio por la tarde, es un beneficio extra. Si no quiere ir a lo sencillo, también puede ser creativo haciendo un salteado. Si es vegano, pruebe a añadir tofu.

Legumbres

Las legumbres como las judías, las lentejas y los guisantes son ricas en carbohidratos y proteínas, los dos macros esenciales para la construcción de los músculos. Una taza de judías contiene unos 12-15 gramos de proteínas. Las legumbres son carbohidratos complejos ricos en nutrientes esenciales como fibra, magnesio, fósforo y hierro. Una de las formas más eficaces de maximizar los nutrientes de las legumbres es consumirlas durante el almuerzo.

Hay varias formas de incorporar las legumbres a su dieta. Puede añadir garbanzos cocidos a su ensalada, hacer una sopa de lentejas o tomar guisantes partidos como guarnición vegetal. Es esencial que busque las formas más adecuadas de incluir las legumbres en su dieta porque no querrá perderse estos nutrientes ricos en carbohidratos y proteínas que favorecen un crecimiento muscular óptimo.

Avena

La avena es una excelente fuente de minerales esenciales, vitaminas, antioxidantes y fibra soluble. Cien gramos de avena cruda pueden contener hasta 16 gramos de proteínas. Este complejo de carbohidratos puede ayudar a promover la ganancia muscular debido a la abundante presencia de proteínas. Desgraciadamente, la mayoría de la avena en el mercado ha pasado por varias etapas de procesamiento, lo que reduce su contenido nutricional. Por lo tanto, para maximizar los beneficios del consumo de avena, evite la avena procesada o de paquete instantáneo y opte por la avena de grano crudo. La avena integral con leche o agua sin lácteos y edulcorantes naturales le mantendrá lleno, satisfecho y con energía durante todo el día. Puede aderezarla con canela, miel, plátanos, fresas, virutas de coco, etc. Sin embargo, si los copos de avena no son lo suyo, puede probar las barritas de avena horneadas con ingredientes saludables.

Quinoa

La quinoa es un carbohidrato complejo de origen vegetal que se considera una proteína completa. Es rica en todos los aminoácidos esenciales necesarios para construir un músculo sano. La quinoa también es rica en micronutrientes como el magnesio, el manganeso, el hierro y la fibra. Añada quinoa a su ensalada durante el almuerzo o la cena, o coma quinoa cocida en sustitución del arroz. Sea creativo y prepare una papilla (porridge) de quinoa dulce y saludable para el desayuno.

Camote

Los camotes tienen carbohidratos complejos con un alto índice glucémico (IG), lo que significa que se digieren fácilmente, aumentando así el nivel de azúcar en la sangre del cuerpo. También contienen azúcares naturales, fibra dietética y vitamina B6, lo que mejora el estado de ánimo y aumenta los niveles de energía para el ejercicio intenso. Los camotes son un buen alimento para antes o después del entrenamiento y proporcionan energía sostenible. Además, también reponen las reservas de glucógeno. Puede añadir camotes a su desayuno haciendo un saludable *hash browns* para el desayuno y sustituyendo las patatas normales por camotes. También puede ser creativo horneándolo como guarnición para el almuerzo - o hacer un bocadillo rápido, crujiente y nutritivo friéndolo en la freidora de aire con un poco de aceite de oliva extra virgen.

Pasta integral

Una dieta alta en carbohidratos es esencial para cualquiera que intente hacer crecer algo de músculo; sin embargo, muchas personas se equivocan al permitirse el consumo de carbohidratos poco saludables debido a la ignorancia. En lugar de entregarse al consumo de carbohidratos poco saludables, utilice una alternativa mejor como los platillos de pasta integral. La pasta integral es un carbohidrato complejo, rico en fibra y micronutrientes que ayudan a promover la saciedad. También puede ajustar su pasta integral saludable para reducir el apetito y los antojos, lo que le llevará a tomar decisiones mejores y más saludables. Aunque la pasta es la favorita de todos, sigue teniendo un alto contenido en carbohidratos; ¡tenga cuidado con su consumo! Es aconsejable consumir platillos de pasta integral solo cuando planee participar en un entrenamiento de resistencia de alta intensidad. Añadir este tipo de alimentos a su dieta es una gran manera de proporcionar a su cuerpo energía sostenible y nutrientes óptimos para la construcción y recuperación muscular.

Antes de hacer cualquier cambio en su dieta, debe conocer los hechos y el papel de cada clase de alimento, especialmente las proteínas y los carbohidratos, en la construcción de los músculos. La relación codependiente entre las proteínas y los carbohidratos le ayudará a entender cómo estas clases de alimentos son bloques de construcción vitales que funcionan en el cuerpo y conducen a una musculatura más fuerte. Con esta información, podrá definir con claridad sus objetivos de salud y ponerse en el camino hacia un cuerpo esculpido de forma duradera.

Ideas para las comidas

Llevar una dieta sana y nutritiva es esencial, especialmente para las personas de 60 años o más. A medida que se envejece, el cuerpo necesita muchos alimentos saludables y cuidados; tener una idea de alimentación con la receta adecuada puede ayudar a aliviar el estrés de qué preparar para el día. Si está buscando ideas que apoyen su plan de musculación, aquí tiene sugerencias rápidas y fáciles para apoyar su objetivo de desarrollo muscular y asegurarse de obtener algo apetitoso durante el día. Antes de poner en práctica cualquiera de ellas, consulte a su nutricionista o médico para conocer las recomendaciones o restricciones específicas.

Pollo picante con cuscús

El pollo picante con cuscús es una comida súper equilibrada y llena de sabor para animar su rutina de comidas a partir del tradicional y simple pollo con arroz.

Ingredientes
- Cilantro
- 50 ml de aceite de oliva
- 10,5 onzas de cuscús
- 1/2 cucharadita de cúrcuma
- 4 pechugas de pollo
- 1 cucharada de pasta de curry
- Semillas de granada
- 1 cucharada de chutney de mango
- 1 porción de sal (al gusto)
- 12 onzas de caldo de verduras

Método
- Añada la pasta de curry, la cúrcuma, el chutney de sal y el aceite de oliva en un bol y mézclelo bien para marinar el pollo
- Corte la pechuga de pollo por la mitad, añádala a la marinada y remuévala bien para que la marinada pueda cubrir todas las partes del pollo

- Deje el pollo en la nevera toda la noche
- Caliente una sartén grill a fuego medio
- Coloque los trozos de pollo sobre la sartén grillada
- Ase los trozos de pollo durante 5-6 minutos hasta que su color cambie a dorado y estén ligeramente carbonizados
- Coloque con cuidado el cuscús en un bol y vierta el caldo de verduras hirviendo
- Cubra el bol con una tapa y deje el cuscús en remojo durante unos 5 minutos
- Compruebe la textura esponjosa del cuscús con un tenedor y añada los granos de granada para darle color y sabor
- Sirva el cuscús con dos trozos de pollo marinado y una pizca de cilantro

Información nutricional
Cantidad por porción
Calorías: 284
Grasa total: 3,7g
Carbohidratos totales: 22.2g
Proteínas: 50g

Receta con pollo
Pollo a la Harissa y Tabbouleh

Si quiere mejorar sus recetas de comida con pollo o busca un nuevo almuerzo, el pollo a la harissa y el tabbouleh son perfectos para usted. Esta receta está repleta de proteínas, carbohidratos, vitaminas y minerales esenciales. Dele un toque de sabor a sus platillos a base de pollo con esta receta rápida de pollo a la harissa y tabbouleh.

Ingredientes
- 4 tomates
- 1/2 limón
- 1/2 pepino
- ¾ oz. de hojas de menta

- 1,5 oz. de pasta de harissa
- 3 pechugas de pollo
- 6-8 cebollines
- 1 pizca de sal marina
- 6 cucharadas de yogur griego
- 1 cucharadita de aceite de oliva virgen extra
- 1.5 oz. de perejil (tallos y hojas)
- 1 diente de ajo
- 1 pizca de sal marina
- 1 puñado de semillas de granada (opcional)
- 6,5 oz de trigo bulgur o cuscús (peso seco)

Método
Para el pollo:
- Precaliente el horno a 375 °F y mezcle la pasta de harissa, el aceite de oliva y una pizca de sal en un bol
- Marinar la mezcla de harissa sobre las pechugas de pollo

Mientras espera, prepare el tabbouleh:
- Cocer el trigo bulgur o el cuscús siguiendo las instrucciones del reverso del envase
- Una vez cocido, escurrirlo y verterlo en un bol para mezclar y separar los granos con un tenedor
- Picar las hojas de menta, el perejil, los cebollines y el pepino

Para el aderezo:
- Mezcle en un bol el zumo y la ralladura de limón, el yogur griego, el ajo picado y la sal marina
- Cuando todos los componentes estén listos, deje que se enfríe, refrigere y guarde hasta tres días

Pollo con anacardos en una bandeja

Los planes de comidas son más fáciles cuando solo se necesitan bandejas para hacerlas. Este delicioso platillo de pollo con anacardos en una bandeja es increíble y califica para un delicioso almuerzo.

Ingredientes

- 2 dientes de ajo
- 1,5 oz. de anacardos
- 2 cucharadas de salsa de soja
- 2 chiles rojos (cortados en dados)
- 3 cucharadas de mantequilla de anacardo
- Un puñado de cilantro fresco
- 1 cucharadita de polvo de cinco especias
- 4 pechugas de pollo (cortadas en dados)
- 10,5 oz. de arroz basmati (cocido)
- 2 cucharadas de sirope de arce o de agave
- 1 cabeza de brócoli (cortada en ramilletes)

Método

- Precalentar el horno a 395 ºF
- Bata la mantequilla de anacardo, la salsa de soja, el sirope de arce, el ajo y las cinco especias en un bol grande
- Añada los ramilletes de brócoli y el pollo cortado en dados al bol y cúbralos bien
- Vierta la mezcla en un molde para hornear y hornee durante 20 minutos
- Mientras se hornea la mezcla, tueste los anacardos
- Caliente la sartén, añada los anacardos y espere a que se doren y salten un poco. Remueva con una cuchara de madera para que se doren por el otro lado
- Sirva con arroz basmati cocido una vez que el pollo con anacardos y el brócoli estén horneados
- Espolvoree un poco de cilantro picado por encima y refrigere

Información nutricional
Cantidad por porción
Calorías: 527
Grasa total: 11g
Carbohidratos totales: 68g
Proteínas: 36g

Lasaña en molde de pan

La lasaña es uno de los tipos de pasta más antiguos. Esta lasaña en molde de pan es el platillo por excelencia, rico en proteínas, para su ejercicio de entrenamiento de fuerza. Supongamos que se le antoja una lasaña y no quiere los fideos blancos con capas de carne picada grasienta y montones de queso; ¡pruebe la lasaña en molde de pan en su lugar!

Ingredientes

- 1 calabacín (calabaza de verano)
- 3 claras de huevo
- 1 cucharadita de aceite de coco
- 10,5 oz. de láminas de pasta para lasaña
- 12,5 oz. de pavo picado
- 14 oz. de requesón
- 1 cucharada de orégano seco
- 3.5 oz. de queso bajo en grasa (rallado)
- 1 cucharadita de sal marina y pimienta negra
- 2 dientes de ajo finamente picados
- 1 cebolla blanca picada gruesa
- 20 oz. de tomates picados o de passata de tomate (puré de tomates colado)

Método

- Comience con el ragú de pavo añadiendo una cucharada de aceite de coco a una sartén a fuego medio
- Añada las cebollas y el ajo, y saltéelos durante unos minutos

- Vierta la carne picada de pavo en el aceite y deje que se dore revolviendo de vez en cuando
- Añada el orégano, ½ cucharadita de sal y pimienta, así como los tomates, y reduzca el fuego
- Bata el requesón y las claras de huevo en un bol y añada un poco de sal y pimienta
- Precaliente el horno a 395 ºF
- Prepare el calabacín y las láminas de lasaña
- Corte el calabacín con un pelador de verduras y lave las láminas de lasaña con agua fría
- Empiece con una capa de láminas de calabacín para poder retirarlas fácilmente una vez cocidas. A continuación, alterne la salsa de queso, el ragú, el calabacín y las láminas de lasaña.
- Termine con una capa de lasaña, añada un poco de salsa de queso y espolvoree con queso bajo en grasa
- Ponga el papel de aluminio y hornee durante 35 minutos
- Una vez cocida, sírvala con su ensalada o verduras favoritas; puede refrigerarla hasta tres días

Información nutricional

Cantidad por porción

Calorías: 556

Grasa total: 13g

Carbohidratos totales: 66.7g

Proteínas: 46,3g

Pollo a la harissa y cuscús marroquí

El pollo a la harissa es una comida picante y suculenta que contiene una gran cantidad de proteínas y otros nutrientes esenciales. Es un maridaje perfecto para el cuscús marroquí y algunas verduras frescas. El cuscús es una buena fuente de proteínas de origen vegetal, y el pollo a la Harissa contiene más proteínas, vitaminas y minerales que su cuerpo necesita. Además, el cuscús integral es una buena fuente de fibra, y la fibra es buena para una buena salud y una musculatura fuerte. Esta receta proporciona un combustible ideal para el entrenamiento y la recuperación que le ayudará a retomar el ritmo.

Ingredientes
- ½ limón
- 2 onzas de pasas
- 1 cucharadita de comino
- 1.5 oz. de piñones
- 12 oz. de cuscús
- 1 cucharadita de hojuelas de chile
- 1 cebolla picada
- 2 cucharadas de aceite de coco
- 4 tazas de agua
- 2 cucharadas de pasta de harissa
- 1 cubito de caldo de verduras
- 3 dientes de ajo machacados
- 1 cucharadita de pimentón ahumado
- 1 cucharada de aceite de oliva virgen extra
- 1 manojo de perejil fresco (picado)
- 1 libra de muslos de pollo deshuesados y sin piel

Método
- Mezcle el aceite de oliva, la pasta de harissa, la sal, la pimienta y el zumo de limón en un bol para hacer una pasta, y vierta su pollo en el bol
- Masajee la pasta en el pollo y apártela para marinarla
- Añada una cucharada de aceite de coco a una sartén antiadherente, añada la cebolla picada, el pimentón ahumado, el ajo y el comino, y cocínelos durante 5 minutos hasta que estén blandos
- Revuelva las especias en la cebolla y el ajo, y luego incorpore el cuscús seco.
- Mezcle el caldo de verduras en agua hirviendo y añádalo a la sartén

- Mezclar todo y dejar que el cuscús se empape del caldo de verduras
- Caliente una cucharada de aceite de coco en una sartén a fuego fuerte. Añada los muslos de pollo con harissa y cocínelos durante 4-5 minutos.
- Pase el cuscús empapado a un bol grande y añada las pasas, los piñones, el perejil, el zumo de ½ limón, la sal, la pimienta y las escamas de chile.
- Ponga una cama de cuscús y cubra con el pollo con harissa cortado en rodajas.
- Añada las verduras adicionales que prefiera (pimiento rojo crujiente, tomates cherry y rúcula)

Información nutricional

Cantidad por porción

Calorías: 579

Grasa total: 21g

Carbohidratos totales: 30g

Proteínas: 29g

Ensalada de pasta con pollo a la búfala

La pasta de pollo a la búfala es una cena fácil de pollo con queso crema, salsa búfala y queso. Esta sabrosa alternativa cambiará su forma de preparar sus platillos a base de pollo para siempre. Si quiere darle un toque de sabor a su comida, esta ensalada es la receta perfecta, fácil de hacer y respetuosa con el medio ambiente. Al igual que el dip de pollo búfalo, la salsa búfalo hace que todo sea perfecto.

Ingredientes para la pasta:
- 2 tallos de apio
- 1 pimiento amarillo
- 5,5 onzas de pasta cocida
- 3 pechugas de pollo cocidas
- Un puñado de tomates cherry
- Un puñado grande de hojas de ensalada mixta

- 2 cucharadas de aderezo ranchero reducido en grasas
- Para la salsa búfalo
- 6 oz. de salsa peri-peri
- ½ cucharadita de ajo en polvo
- 4 cucharadas de mantequilla o margarina reducida en grasas
- Una pizca de sal

Método

- Añada la salsa Peri-Peri y el ajo en polvo a la cacerola a fuego medio y cocine durante 2 minutos
- Agregue la sal y la mantequilla y cocine durante unos minutos revolviendo de vez en cuando
- Desmenuce el pollo y pique el apio, los tomates y el pimiento en trozos del tamaño de un bocado y viértalo en el bol grande para mezclar con la pasta cocida
- Vierta la salsa de búfalo y mézclela con la ensalada de pasta
- Rocíe un poco de aderezo ranchero sobre cada uno y sirva con un puñado de hojas de ensalada mixta
- Se puede refrigerar hasta tres días

Información nutricional

Cantidad por porción

Calorías: 485

Grasa total: 20g

Carbohidratos totales: 30g

Proteínas: 49g

Pollo, camote y judías verdes

Los camotes y las judías verdes son ricos en fibra y potasio que son buenos para el desarrollo de los huesos y los músculos. Tan solo un camote puede aportarle hasta el 400% de la vitamina A que necesita cada día, lo que favorece la buena vista, un sistema inmunitario fuerte y la salud en general. Los camotes contienen más ácido pantoténico y vitamina B6, mientras que las judías verdes contienen más ácido fólico. El pollo proporciona las proteínas necesarias y otros nutrientes esenciales para construir y reparar los músculos, mientras que la fibra de las judías verdes ayuda a mantener su sistema digestivo sano y funcionando sin problemas. Adelántese en el juego con esta receta de preparación de platillos a base de pollo y mantenga las cosas interesantes añadiendo diferentes especias a la pechuga de pollo.

Ingredientes
- 1/2 cucharadita de sal marina
- 1/2 cucharadita de pimentón
- 12 onzas de camote
- 2 cucharadas de aceite de coco
- 1 bolsa de espinacas frescas
- 1/2 cucharadita de pimienta negra
- Cuatro pechugas de pollo de 4 oz.
- 350 g de judías verdes recortadas
- Especias (limón y hierbas, hierbas italianas, pimentón, salsa BBQ y chile)

Método
- Precalentar el horno a 350 °F
- En una bandeja de horno, corte los camotes en trozos, sazónelos con pimienta, sal y pimentón, y hornéelos durante 25 minutos
- Hierva una tetera con agua y ponga las judías verdes recortadas en un bol. Añada una pizca de sal y vierta el agua hirviendo sobre las judías verdes. Déjelas escaldar durante 2 minutos. No cocine del todo las judías verdes para que conserven sus nutrientes.
- Añada una cucharada de aceite a una sartén antiadherente y ponga la sartén a fuego medio
- Añada la pechuga de pollo y fríala hasta que el color cambie a dorado por ambos lados, y condimente cada pechuga con las especias que desee

- Una vez que el pollo esté bien cocido, póngalo en una tabla para que se enfríe, y escurra las judías verdes.
- Una vez que todos los ingredientes se hayan enfriado, añada dos puñados de espinacas, una cucharada de trozos, las judías verdes y una pechuga de pollo para servir.
- Guárdelo en un recipiente y póngalo en la nevera.

Información nutricional

Cantidad por porción

Calorías: 400

Grasa total: 8g

Carbohidratos totales: 37g

Proteínas: 47g

Hash browns picante de camote y chorizo

La receta de *hash browns* de camote es una excelente opción de desayuno para fortalecer los músculos. Los camotes son hortalizas de raíz dulces y con almidón que se presentan en diferentes tamaños y colores. El camote se ha convertido en un alimento básico para los entusiastas del fitness por su alto contenido en fibra, carbohidratos con almidón y vitamina A. Esta dieta es rica en vitaminas, minerales, antioxidantes y fibra y proporciona varios beneficios para la salud, como la pérdida de grasa y el desarrollo óseo y muscular.

El chorizo es una rica fuente de vitamina B12, selenio y tiamina, que son necesarios para el metabolismo de los ácidos grasos y los aminoácidos, y ayudan a producir hormonas tiroideas esenciales para el metabolismo de los carbohidratos.

¿Quiere ir más allá del estilo de alimentación tradicional o busca un nuevo giro en la preparación de sus camotes? Debería probar este sabroso y magro *hash browns* de camote para su próximo desayuno; pruébelo con pechuga de pollo y un montón de verduras. Esta receta única da un nuevo impulso al camote. Además, el chorizo, los huevos y los garbanzos aportan un contenido proteico esencial. Esta dieta es un componente vital para complementar su tiempo en el gimnasio y el combustible perfecto para impulsar su día.

Ingredientes
- ½ cucharadita de sal marina
- 1 cucharada de aceite de coco
- ½ cucharadita de pimienta negra
- ½ cebolla roja picada
- 1 libra de camotes
- 4 huevos medianos de corral
- Lata de 8 onzas de garbanzos escurridos
- Un puñado pequeño de jalapeños encurtidos y cortados en rodajas
- 5-6 oz. de chorizo o panceta picados

Método
- Pelar y cortar los camotes en cubos más pequeños
- Póngalos en una cacerola y cúbralos con agua para que hiervan
- Una vez hervidos, escurrirlos y dejar que el vapor salga durante 2-3 minutos
- Mientras espera a que los camotes hervidos se hagan al vapor, añada el aceite de coco a una sartén a fuego medio-alto
- Eche las cebollas picadas y el chorizo/la panceta en la sartén, y fríalos durante 3-4 minutos, removiendo de vez en cuando
- Ponga el fuego a medio y agregue los camotes, los garbanzos, los jalapeños, la sal marina y la pimienta negra
- Bajar el fuego y freír hasta que el fondo esté crujiente
- Una vez crujiente, haga cuatro huecos pequeños en el hash y añada los huevos.
- Cubra la sartén con una tapa y cocine los huevos, pero asegúrese de que la yema aún esté líquida
- Cubra con unos cuantos jalapeños adicionales y sirva.

Información nutricional
Cantidad por porción
Calorías: 437
Grasa total: 23g
Carbohidratos totales: 38g
Proteínas: 24g

Como en todas las relaciones, es esencial entender que el resultado solo se produce cuando ambas partes trabajan juntas. La construcción de músculo solo se puede conseguir mediante ejercicios de fuerza y dietas saludables o proteínas, carbohidratos, grasas y otros nutrientes esenciales. Estas recetas promoverán un crecimiento muscular sostenible en las personas mayores, independientemente del tipo de cuerpo. Sin embargo, debe consultar a su nutricionista o a su médico para que le plantee sus quejas o le haga más preguntas sobre cómo maximizar los nutrientes y lograr el objetivo deseado.

Así pues, ya tiene las claves para el desarrollo muscular. Tenga en cuenta estas sencillas recetas para ayudarle en su camino.

Capítulo 2: Entrenamiento de la parte superior del cuerpo para personas de la tercera edad

Los músculos de la parte superior del cuerpo incluyen los músculos de las manos, los antebrazos, la parte superior de los brazos y los hombros y los músculos que conectan sus extremidades con el pecho, el torso y la columna vertebral. Estos músculos son importantes porque controlan su capacidad para realizar actividades cotidianas, como agarrar, tirar, empujar y levantar objetos. Los beneficios de los músculos para las personas mayores son una apariencia agradable y saludable y una postura fuerte. Además, realizar ejercicios de entrenamiento de fuerza para desarrollar los músculos de la parte superior del cuerpo mejorará las actividades relacionadas con el deporte, le ayudará a rendir a un nivel óptimo y minimizará la pérdida de masa muscular asociada al envejecimiento.

Como ya se ha mencionado, usted tiende naturalmente a perder músculo a medida que envejece, volviéndose más propenso a las lesiones, a las enfermedades y a una menor calidad de vida. Sin embargo, tener una parte superior del cuerpo fuerte mejora su flexibilidad, fuerza, movilidad y amplitud de movimiento y reduce el efecto de la sarcopenia. Estos ejercicios pueden ser intensos, por lo que le animamos a que los realice a su propio ritmo, sobre todo si tiene problemas médicos. Además, busque el consejo de un entrenador personal o de un fisioterapeuta para cualquier cuestión específica relacionada con su salud o su rutina de entrenamiento de fuerza.

Ejercicios de la parte superior del cuerpo de sin peso
Flexiones de pared

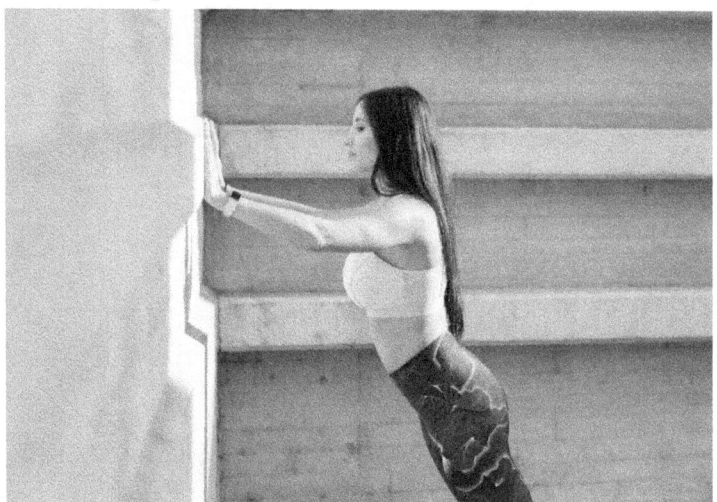

Las flexiones de pared son ejercicios sencillos de entrenamiento de la fuerza de la parte superior del cuerpo que mejoran su parte superior, especialmente los brazos y el pecho.

Nivel de dificultad: Fácil

Instrucciones:

- Póngase de pie a 60 cm de la pared (puede acercarse a la pared si cree que eso facilitará el ejercicio)
- Coloque las manos en la pared a la altura de los hombros y separadas a la anchura de los mismos
- Mantenga un equilibrio recto y doble los codos en diagonal hacia los lados para bajar el pecho hacia la pared
- Levante los talones del suelo, y presione lentamente a través de las manos para enderezar los codos y volver al inicio

Ángeles en la pared (wall angels)

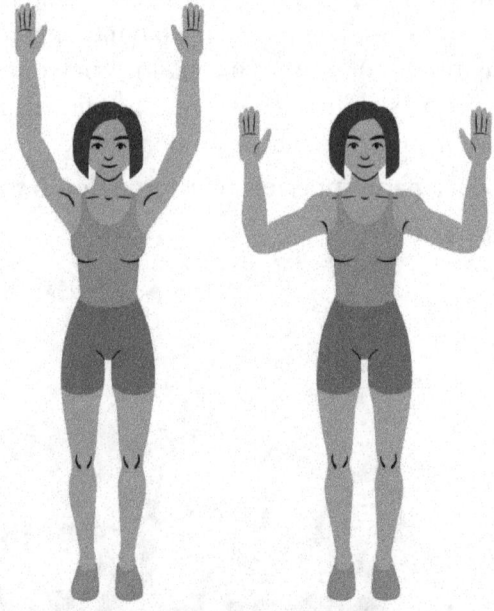

WALL ANGELS

Los ángeles en la pared son simples ejercicios de entrenamiento de fuerza de la parte superior del cuerpo realizados contra la pared que mejoran la postura y el dolor de espalda al abrir el pecho y trabajar los hombros.

Nivel de dificultad: Fácil

Instrucciones:

- Asegúrese de que su espalda está plana contra una pared y sus pies están a unos 5 cm de la pared
- Procure que la parte posterior de su cabeza esté tocando la pared y que sus brazos estén estirados a los lados
- Lleve la barbilla al pecho, gire las palmas de las manos hacia fuera y levante lentamente los brazos mientras mira al suelo o a la pared
- Levante los brazos muy alto (asegúrese de que los codos no se doblan y de que no siente ninguna molestia)
- Haga una pausa y baje los brazos para volver al inicio

Planchas laterales

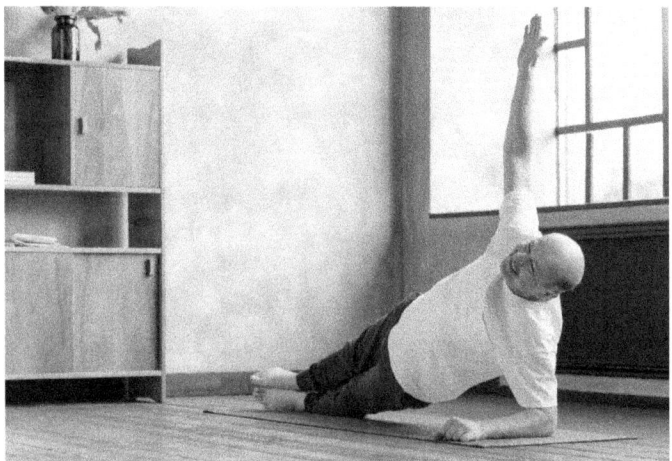

Las variaciones de las planchas laterales son ejercicios sencillos de entrenamiento para la fuerza de la parte superior del cuerpo que mejoran la estabilidad del núcleo de lado a lado y fortalecen el hombro. Muchas personas mayores se quejan a menudo de problemas articulares; este ejercicio de entrenamiento ayudará a aliviar y fortalecer las articulaciones.

Nivel de dificultad: Fácil

Instrucciones:

- Acuéstese de lado, colocando la mano debajo del hombro
- Apoye los lados de los pies o los lados de las rodillas en el suelo, apriete el músculo central y levante las caderas del suelo para que su cuerpo forme una línea recta desde la cabeza hasta los pies.
- Aguante todo el tiempo que pueda manteniendo una excelente postura corporal
- Deje caer las caderas para volver al inicio, y repita este proceso en el lado opuesto

Jack con rotación (rotational jack)

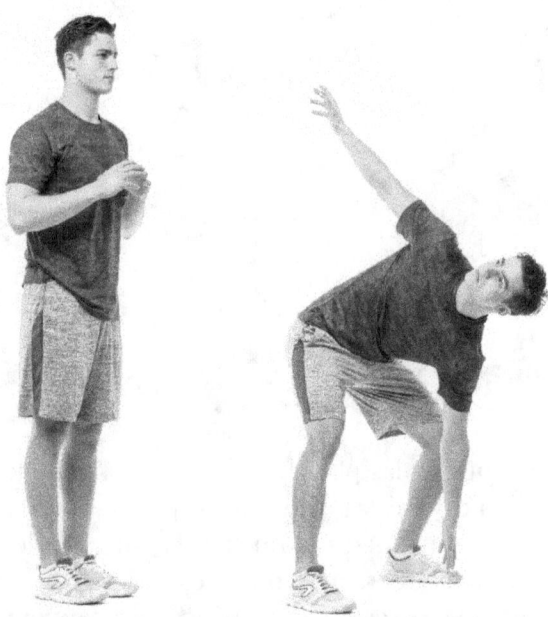

Una variación del jumping Jack (saltos de tijera) es un sencillo ejercicio de entrenamiento de la fuerza de la parte superior del cuerpo que ayuda a calentar los músculos y a acelerar el ritmo cardíaco. Los jacks con rotación son una buena manera de iniciar un entrenamiento.

Nivel de dificultad: Fácil

Instrucciones:

- Empiece desde la postura amplia con las rodillas suaves y extienda los brazos rectos desde su costado hasta que queden paralelos al suelo
- Mantenga los brazos, la cabeza y el cuello rectos
- Haga una bisagra hacia delante en las caderas y gire el torso de modo que su mano derecha toque el suelo
- Vuelva a la posición inicial y salte con los pies juntos e inmediatamente vuelva a saltar con los pies hacia fuera
- Vuelva a girar hacia delante y gire hacia la izquierda, tocando el suelo con la mano

- Vuelva a la posición inicial, salte con los pies juntos y gire hacia la derecha
- Asegúrese de completar al menos 12 repeticiones durante tres series

Plancha con alcance (Plank reach-under)

Plank Reach Throughs

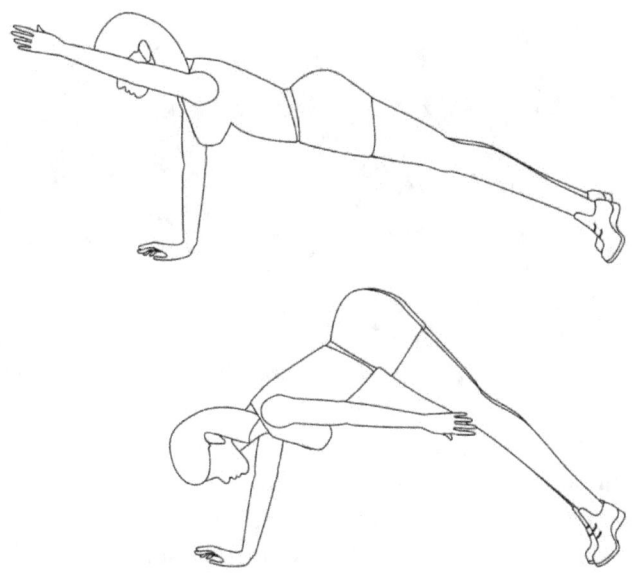

Las planchas con alcance son un ejercicio básico que beneficia a la parte superior del cuerpo, pero *no son fáciles.*

Nivel de dificultad: dificultad media

Instrucciones:

- Póngase en la posición de plancha alta y asegúrese de que la parte inferior de la espalda no se hunde
- Mantenga una columna vertebral neutra
- Levante la mano derecha del suelo y colóquela en el muslo izquierdo, dándole unos toques con los dedos

antes de volver a la plancha
- Toque el muslo derecho con la mano izquierda y vuelva a la plancha
- Complete al menos tres series de 20 toques totales en cada lado

Flexiones

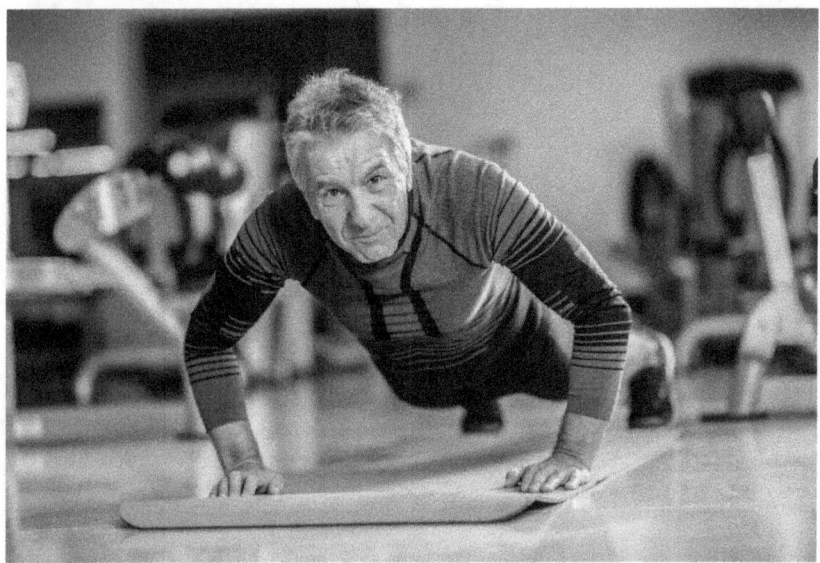

Las flexiones son simples ejercicios universales de entrenamiento de fuerza que requieren mucha fuerza en la parte superior del cuerpo y estabilización en la parte inferior. Las flexiones son fácilmente ajustables y pueden ser tan sencillas como dejarse caer de rodillas o realizarlas desde una superficie elevada como un banco.

Nivel de dificultad: Fácil

Instrucciones:
- Comience con la posición de plancha
- Meta la pelvis y asegúrese de que su cuello está neutro
- Coloque las palmas de las manos directamente debajo de los hombros y rote el hombro hacia atrás y hacia abajo
- Apoye su núcleo y mantenga la espalda plana
- Baje el cuerpo doblando los codos mientras los mantiene

retraídos
- Deje caer su cuerpo hasta que su pecho roce el suelo
- Luego extienda su cuerpo y empújelo hasta el punto de partida
- Repita este proceso tantas veces como sea posible durante tres series.

Ejercicios con peso para la parte superior del cuerpo
Curl de bíceps

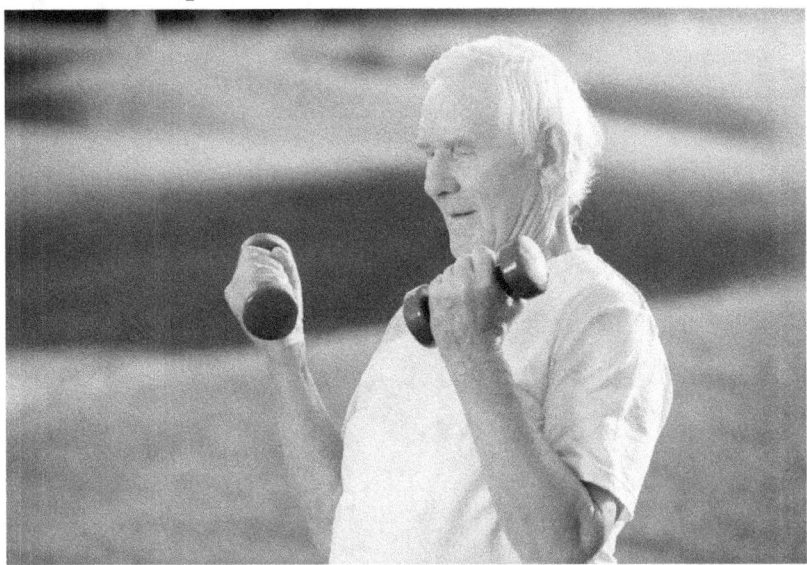

Los curl de bíceps son un ejercicio básico de entrenamiento de fuerza para personas de la tercera edad. Los curl de bíceps se centran en sus bíceps y ayudan a aliviar el estrés y la tensión en sus brazos, hombros y espalda. Concéntrese en la potencia y no en la velocidad. Los curl de bíceps le ayudarán a desarrollar la musculatura de la parte superior del cuerpo.

Nivel de dificultad: Fácil
Instrucciones
- Póngase de pie, sosteniendo una mancuerna en ambas manos
- Doble la cintura hacia delante ligeramente para que las mancuernas estén cerca de apoyarse en los muslos o las rodillas

- Empuje ambas mancuernas hacia los hombros y mantenga los codos cerca de los costados
- Mantenga las pesas por debajo del nivel de los hombros
- Devuelva lentamente las pesas a sus muslos flexionándolas por los codos

Remo inclinado

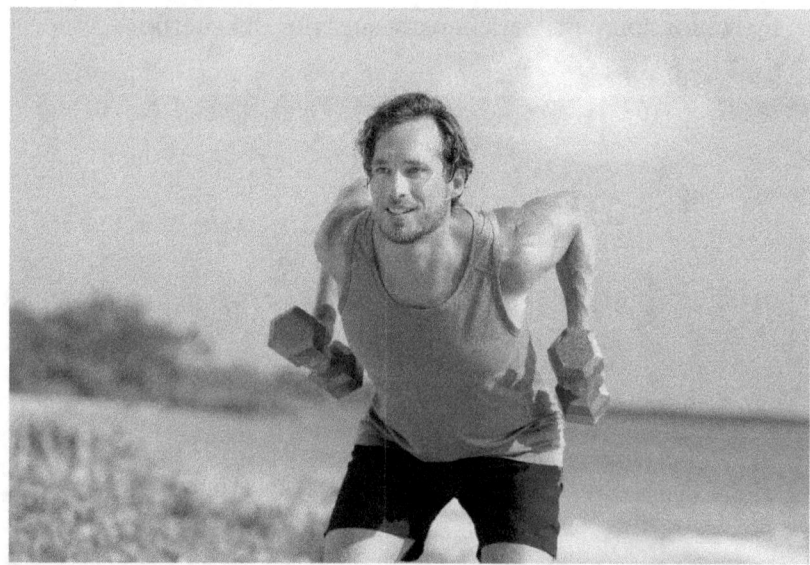

El remo inclinado es un sencillo ejercicio de entrenamiento de fuerza para la parte superior de la espalda. Este ejercicio, cuando se realiza con mancuernas, también aumenta la fuerza de los bíceps.

Nivel de dificultad: Fácil

Instrucciones

- Póngase de pie con una mancuerna en ambas manos
- Doble la cintura hacia delante ligeramente y asegúrese de que su torso está paralelo al suelo
- Ambos brazos deben estar perpendiculares al suelo mientras sostiene las mancuernas
- Sujete una de las mancuernas a la altura de los hombros y la otra a la altura de la cintura (en agarre prono y supino) para facilitar la alternancia

- Lleve las manos hacia arriba hasta que se alineen con el torso y los hombros

Elevación frontal con mancuernas

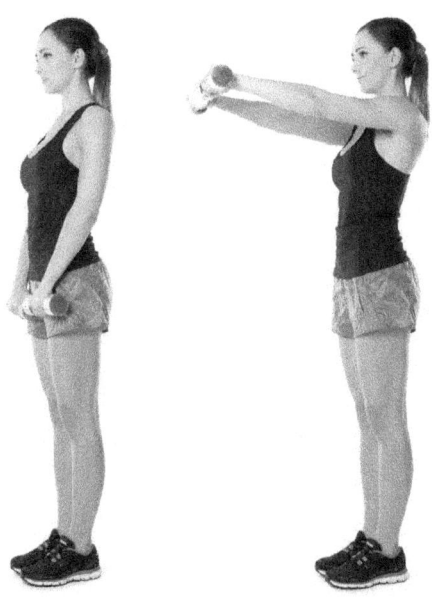

La elevación frontal con mancuernas es un ejercicio de entrenamiento de fuerza de dificultad media para desarrollar los músculos frontales del hombro y los tríceps. Un entrenamiento consistente de elevación frontal con mancuernas mejorará su postura y aumentará la fuerza del cuerpo.

Nivel de dificultad: dificultad media

Instrucciones

- Póngase de pie y sostenga la mancuerna frente a usted con ambas manos
- Sus brazos deben estar a los lados, y las palmas de las manos deben estar mirando al frente
- Estire los brazos, levántelos a la altura del pecho y bájelos para empezar de nuevo
- Repita este movimiento tanto como pueda hasta que sienta el ardor en el pecho y los brazos

Patada de tríceps con mancuernas

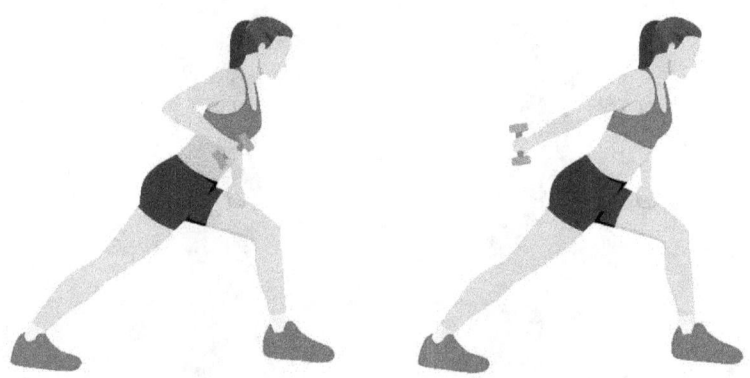

Las patadas de tríceps con mancuernas son un gran ejercicio de entrenamiento de fuerza para las personas con tendinitis en los hombros. Este ejercicio le ayudará a desarrollar una espalda sólida como una roca y a fortalecer los músculos de los hombros para evitar lesiones.

Nivel de dificultad: Fácil

Instrucciones

- Sujete una de las mancuernas en el pliegue del brazo con un agarre prono
- Saque el codo y llévelo recto detrás de usted
- Doble ligeramente las rodillas para permitir un equilibrio adecuado durante este ejercicio
- Sujete la pesa simultáneamente desde el cuerpo y vuelva a la posición inicial

Crunch con mancuernas

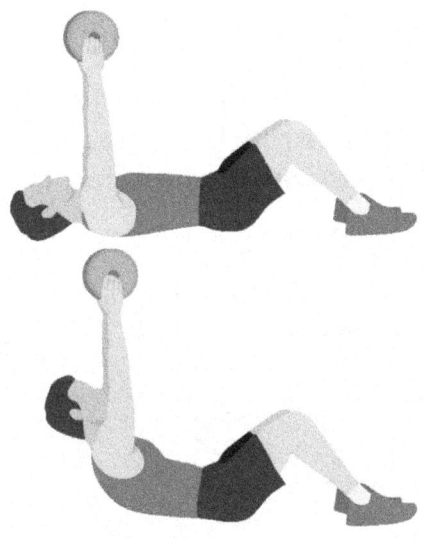

Este sencillo ejercicio de entrenamiento de fuerza fortalece los abdominales y la parte inferior de la espalda para ayudarle a ponerse en forma y a desarrollar los músculos de la parte superior del cuerpo.

Nivel de dificultad: Fácil

Instrucciones

- Colóquese en el piso con la espalda y la cabeza apoyadas en el suelo
- Sujete las mancuernas con ambas manos y extienda los brazos hacia arriba a la altura de los hombros
- Respire profundamente y luego haga abdominales superiores y lumbares sin doblar los codos
- Concéntrese en la potencia y no en la velocidad, asegurándose de que el movimiento sea lento, y luego aumente gradualmente la velocidad mientras mantiene los abdominales apretados

El fortalecimiento de la parte superior del cuerpo tiene como objetivo y desencadena el crecimiento muscular de la espalda, los bíceps, los tríceps, el pecho, los antebrazos y los hombros. Un brazo tonificado y fuerte también mejorará la participación en otros ejercicios que dependen en gran medida de sus piernas. Trabajar la parte superior del cuerpo también fortalece los abdominales y los músculos centrales y acelera el proceso de quema de calorías para mejorar la postura.

Ejercicios de sin peso para la parte inferior del cuerpo

Sentadillas a una silla

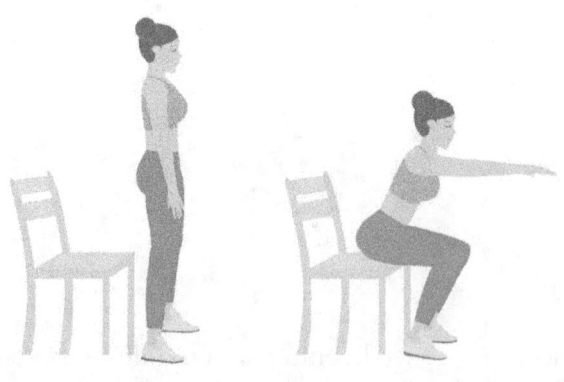

Las sentadillas a una silla son un ejercicio funcional que fortalece toda la parte inferior del cuerpo para ayudarle a recoger cosas del suelo, subir escaleras y levantarse de la cama o la silla sin esfuerzo.

Nivel de dificultad: Fácil

Instrucciones:

- Adopte una posición frente a una silla con los pies separados a la anchura de las caderas
- Empuje las caderas hacia atrás, mantenga el pecho erguido y doble las rodillas para bajar el cuerpo en dirección a la silla
- Al final, la parte superior de su cuerpo debe inclinarse ligeramente hacia delante

- Haga una pausa, empuje con los pies y apriete los glúteos para volver al inicio
- Mantenga el peso distribuido sobre los talones y la parte media de los pies
- Intente mover los dedos de los pies durante todo el movimiento para evitar una presión no deseada en las articulaciones de las rodillas

Puente de glúteos

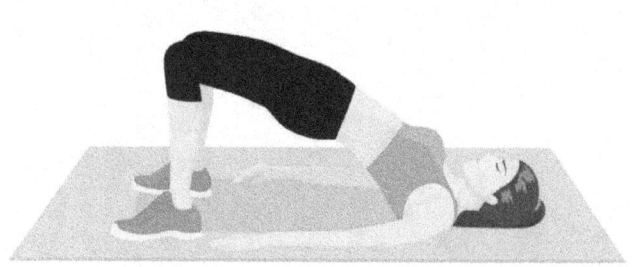

La mayoría de las personas de 60 años o más pasan un mayor porcentaje del día sentadas, lo que hace que las caderas estén tensas y provoquen complicaciones al sentarse o estar de pie. El puente de glúteos es un sencillo ejercicio de entrenamiento de fuerza que actúa sobre el grupo muscular más grande del cuerpo y permite abrir las caderas.

Nivel de dificultad: Fácil

Instrucciones

- Recuéstese con las rodillas dobladas y los pies apoyados en el suelo
- Apoye la parte baja de la espalda en el suelo y apriete los glúteos mientras empuja las caderas en el aire
- Empuje con todo el pie como si tratara de empujar los dedos del pie fuera de la punta de los zapatos

- Haga una pausa y baje lentamente las caderas hasta la posición inicial.

Step-ups (escalones)

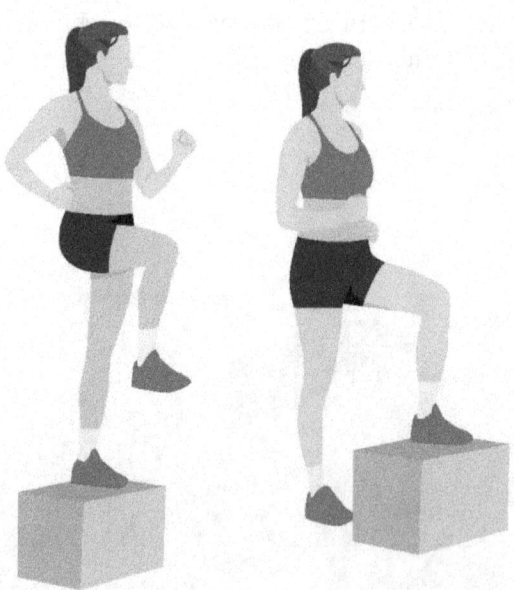

Los step-ups son simples ejercicios de entrenamiento de fuerza para la parte inferior del cuerpo. Este ejercicio también le ayuda a trabajar el equilibrio y la estabilidad.

Nivel de dificultad: Fácil

Instrucciones:

- Póngase delante de un banco o escalón a la altura de la rodilla con los pies juntos.
- Pise el banco con el pie derecho para empujar con el talón e impulsar la rodilla izquierda hacia arriba.
- Baje la pierna izquierda y dé un paso hacia atrás para salir del banco
- Complete 15 repeticiones de 3 series con ambas piernas.

Saltos laterales

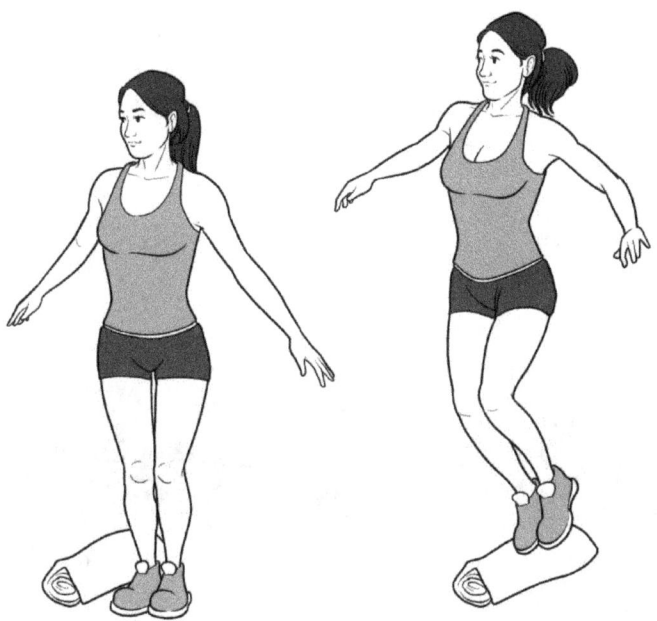

Los saltos laterales son un simple movimiento de lado a lado que es excelente para la movilidad de su cadera y tobillo.

Nivel de dificultad: Fácil

Instrucciones:

- Póngase de pie con los pies juntos y el brazo doblado en un ángulo de 90 grados a los lados
- Manteniendo los pies juntos, salte hacia la derecha y aterrice sobre las puntas de los pies
- Inmediatamente llegue al suelo y salte de nuevo hacia la izquierda.
- Repita 20 repeticiones durante 3 series.

Patadas de aleteo

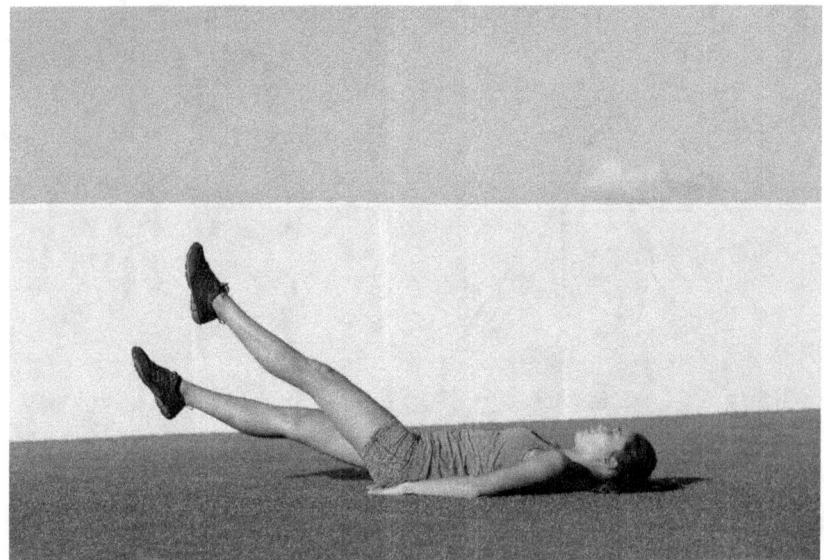

Las patadas de aleteo son ejercicios de entrenamiento de fuerza de dificultad media que tienen como objetivo su núcleo y sus caderas. Tres series de ejercicios de patadas de aleteo le harán notar los efectos al día siguiente.

Nivel de dificultad: dificultad media

Instrucciones:

- Túmbese de espaldas con las piernas estiradas en el aire, de modo que su cuerpo forme un ángulo de 90 grados
- Baje la pierna derecha lo máximo posible y mantenga el contacto entre la parte baja de la espalda y el suelo
- Vuelva a colocar la pierna derecha en la posición inicial y baje la pierna izquierda de forma similar
- Complete 20 repeticiones totales - cada lado - durante tres series

Ejercicio con pesas para la parte inferior del cuerpo
Sentadilla con mancuernas

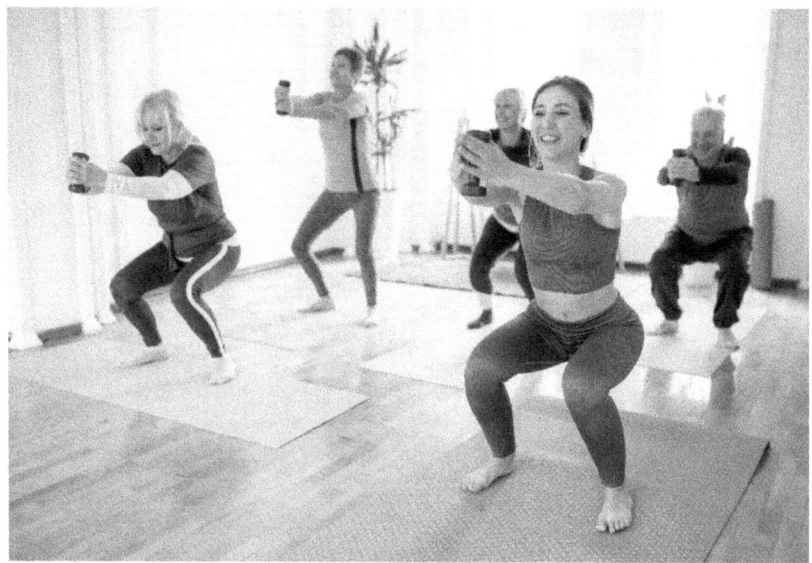

Las sentadillas con mancuernas son ejercicios sencillos de entrenamiento de fuerza para desarrollar los músculos de la parte inferior del cuerpo. Las sentadillas con mancuernas también activan los músculos estabilizadores alrededor de las rodillas y los tobillos. Además, este ejercicio es perfecto para los principiantes, y puede facilitar este ejercicio bajando a una silla con cada repetición.

Nivel de dificultad: Fácil
Instrucciones:
- Sostenga una mancuerna pesada a la altura del pecho
- Póngase de pie con los pies un poco más anchos que las caderas
- Asegúrese de que los dedos de los pies están orientados hacia delante
- Mantenga el pecho alto y el núcleo apretado, y doble las caderas y las rodillas para hundirse en una sentadilla hasta que la parte superior de las piernas esté paralela al suelo. (Si quiere desafiarse a sí mismo, puede añadir una pausa de tres segundos al final del movimiento)

Levantamiento de peso muerto con mancuernas

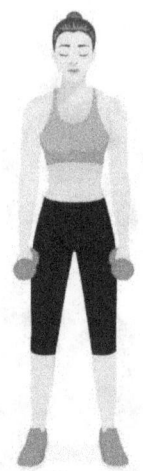
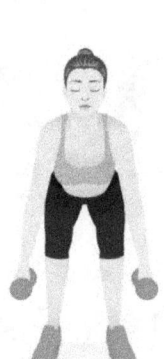

El levantamiento de peso muerto con mancuernas es un movimiento de levantamiento de peso sencillo y eficaz que implica el uso de mancuernas, mejorando los músculos de todo el cuerpo y proporcionando una mayor amplitud de movimiento. Las elevaciones de peso muerto con mancuernas se dirigen principalmente a los cuádriceps, la zona lumbar, el glúteo mayor y los isquiotibiales. Este ejercicio de entrenamiento de fuerza es perfecto para las personas que buscan trabajar todo el cuerpo en una sola sesión de entrenamiento, lo que le hará estar más en forma y más fuerte.

Nivel de dificultad: Fácil

Instrucciones:

- Sujete un par de mancuernas en cada mano con un agarre prono y asegúrese de que las palmas de las manos miran hacia su cuerpo
- Empuje la cadera hacia atrás a la vez que dobla ligeramente las rodillas y baja las mancuernas hacia la mitad de las espinillas
- Asegúrese de que el pecho está levantado y abierto, y mantenga los hombros y la columna vertebral rectos y largos

- Para levantarse, empuje los pies hacia el suelo y apriete los glúteos
- Mantenga la espalda plana y las rodillas apuntando hacia delante en todo momento

Cuando comience estos programas de ejercicios de entrenamiento, puede experimentar un poco de dolor muscular. Esta sensación es normal; sin embargo, el dolor debería remitir en dos días. El programa de ejercicios continuará mejorando y haciéndose más fácil con cada sesión siguiente.

Mantenga el control; no se precipite ni saque a su cuerpo de su alineación natural. Si experimenta alguna molestia, deje de hacer ejercicio o pase a hacer ejercicios de sin peso.No olvide llevar una dieta saludable y beber suficiente agua o bebidas deportivas con electrolitos.

Consulte a su fisioterapeuta o a su médico (especialmente si padece una enfermedad como la diabetes o la hipertensión) para asegurarse de que estos ejercicios son compatibles con su salud. Su fisioterapeuta también puede sugerirle modificaciones que se adapten a su situación particular. Además, es esencial encontrar un espacio en el que pueda completar cómodamente el ejercicio. Un lugar en el que pueda extender completamente los brazos y moverse sin chocar con los objetos. Por último, trabaje dentro de sus límites. No se esfuerce demasiado, especialmente en las etapas iniciales. Introduzca gradualmente la rutina de entrenamiento, dando a su cuerpo tiempo para recuperarse entre las sesiones de pesas. Una vez que haya establecido una rutina, puede ampliar gradualmente el tiempo y la intensidad de su entrenamiento para seguir aumentando la fuerza y la resistencia muscular.

Capítulo 3: Días de descanso y autocuidado

El descanso es tan importante como el ejercicio y una buena dieta. Es un error común pensar que el desarrollo muscular es el resultado de solo el entrenamiento. Contrariamente a la creencia popular, su músculo crece también durante el descanso. Este proceso debería animarle a tomarse el descanso muy en serio. Hacer ejercicio a diario sin días de descanso también puede hacer que los músculos, las articulaciones y otras estructuras corporales importantes tarden en repararse. Puede agotarse mental y físicamente, haciéndole susceptible de cometer errores y lesiones mientras entrena. Seguir continuamente con los ejercicios de entrenamiento de fuerza sin descanso acabará provocando una lesión o hará que llegue a un estancamiento.

Sin embargo, eso no quiere decir que entrenar la mayoría de los días sea malo para su desarrollo muscular. Se trata *de los músculos que trabaja* al entrenar. Puede alternar los días de la parte superior del cuerpo con los días de la parte inferior para asegurarse de que sus entrenamientos son completos y de que está trabajando una zona de su cuerpo a la vez mientras la otra parte descansa. Además, es estupendo tomarse un tiempo de descanso para recuperarse cuando se ha sufrido una lesión física. Hacer trabajar en exceso a su cuerpo mientras intenta recuperarse de una lesión podría hacerle más daño que tomarse un descanso del entrenamiento. Cuando está en sintonía con su cuerpo o se niega a tomarse días libres para descansar, tiende a perder más progresos y a verse obligado a tomarse tiempo libre para recuperarse de la lesión si esta empeora.

Los días de descanso son esenciales para el desarrollo muscular y más importantes para su bienestar si tiene más de 60 años. Los días de descanso no tienen por qué implicar que no haya entrenamiento; puede significar que ejercite músculos distintos cada día de la semana.

Dividir los entrenamientos

Un sistema completo de divisiones de entrenamiento es igualmente importante para el desarrollo muscular. Una de las mejores divisiones de partes del cuerpo para lograr su objetivo de desarrollo muscular es la rutina dividida de push/pull/legs (empujes/tracción/piernas). Cuando se ejecuta correctamente, la división de push/pull/legs es una de las rutinas de entrenamiento más sencillas, duraderas y extremadamente eficaces. Esta práctica es un sencillo método de entrenamiento de fuerza en el que usted divide su cuerpo en tres partes para entrenar cada una de ellas en días separados. El entrenamiento de "push" significa que entrenará los músculos de empuje de la parte superior del cuerpo, incluyendo el pecho, los hombros y los tríceps. El entrenamiento de "pull" significa que entrenará los músculos de tracción de la parte superior del cuerpo, incluyendo la espalda y los bíceps. El entrenamiento de "leg" significa que entrenará los músculos de la parte inferior del cuerpo, incluidos los cuádriceps, los isquiotibiales, las pantorrillas y los abdominales.

He aquí un plan de entrenamiento dividido bien estructurado que le dará un resultado excepcional. ***NOTA: Los números como 3 x 5 - 7 significan: tres series de cinco veces cada una, y hacer esas tres series siete veces.***

<u>**Entrenamiento 1 - Push**</u>

Flexiones de pared 3 X 5 - 7

Ángeles en la pared 3 X 6 - 8

Planchas laterales 3 X 8 - 10

Jack con rotación 2 X 8 -12

Plancha de alcance 2 X 8 - 10

Entrenamiento 2 – Pull
Curl de bíceps 3 X 5 - 7
Remo inclinado 3 X 6 - 8
Elevación frontal con mancuernas 3 X 8 - 10
Patada de tríceps 2 X 10 - 12
Crunch con mancuernas 2 X 8 - 10

Entrenamiento 3 - Piernas/Abs (abdominales)
Sentadillas en la silla: 3 X 6 - 8
Step-ups 2 X 8 - 10
Patadas de aleteo 2 X 10 - 12
Sentadillas con mancuernas 2 X 10 -12
Levantamiento de peso muerto con mancuernas 4 X 8 - 10

Ejemplo de estructura de entrenamiento semanal:
Lunes: Cuerpo superior

Martes: Parte inferior del cuerpo

Miércoles: Descanso

Jueves: Parte superior del cuerpo

Viernes: Parte inferior del cuerpo

Sábado/domingo: Descanso

Los músculos doloridos son uno de los desagradables efectos secundarios de los ejercicios de entrenamiento de fuerza. El dolor producido por el ejercicio puede variar desde apenas perceptible hasta extremadamente doloroso, según el tipo y la intensidad del entrenamiento. Puede durar entre 12 y 24 horas y alcanzar su punto máximo entre 24 y 72 horas. Si es usted principiante y el ejercicio de entrenamiento de ayer hace que sus músculos griten hoy, estos consejos de autocuidado le ayudarán a aliviar las molestias.

Siga en movimiento: No debe quedarse en un lugar aislado ni permanecer inactivo debido a las dolencias. Siga moviéndose mientras sus músculos se recuperan; el hecho de comprometerse le hará sentirse mejor. Sin embargo, asegúrese de que todo lo que haga sea ligero y suave.

Aplique calor: Si el dolor sigue siendo insoportable después de 48 horas, aplique una toalla tibia (no caliente) o una almohadilla térmica. El calor de la toalla o la almohadilla estimulará el flujo sanguíneo a sus músculos para aliviar la tensión. Asegúrese de tener cuidado con esto para evitar más complicaciones.

Reciba un masaje: El masaje es un gran activador del ánimo que aliviará su tensión muscular, incrementará el flujo sanguíneo y aumentará el rango de movimiento de sus articulaciones.

Beba agua: El agua controla la temperatura del cuerpo, transporta los nutrientes, afloja las articulaciones y genera energía. Sin hidratación, puede experimentar calambres musculares, fatiga, mareos o síntomas más graves.

Descanse adecuadamente: El descanso es tan importante como el ejercicio y una buena dieta. Un descanso de calidad restaurará y reparará el tejido muscular o el dolor y le mantendrá mental y físicamente alerta para rendir al máximo.

www.ingramcontent.com/pod-product-compliance
Lightning Source LLC
Chambersburg PA
CBHW070342010526
44107CB00004B/595